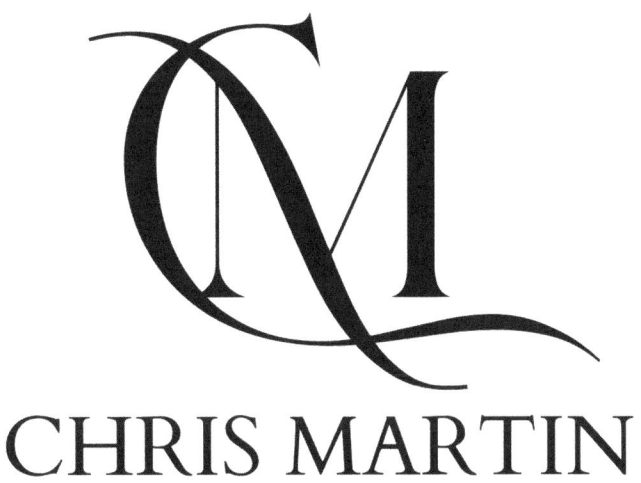

CHRIS MARTIN

Copyright © 2025 Chris Martin

Tous droits réservés. Aucune partie de ce livre ne peut être reproduite, stockée dans un système de recherche documentaire ou transmise sous quelque forme ou par quelque moyen que ce soit (électronique, mécanique, photocopie, enregistrement ou autre) sans l'autorisation écrite préalable du détenteur des droits d'auteur, à l'exception de courts extraits utilisés dans des comptes rendus ou à des fins pédagogiques.

Pour les demandes d'autorisation, contactez :
Chris Martin
Courriel : booksmakeroffice@gmail.com

Les grandes histoires se cachent dans les petites maisons.

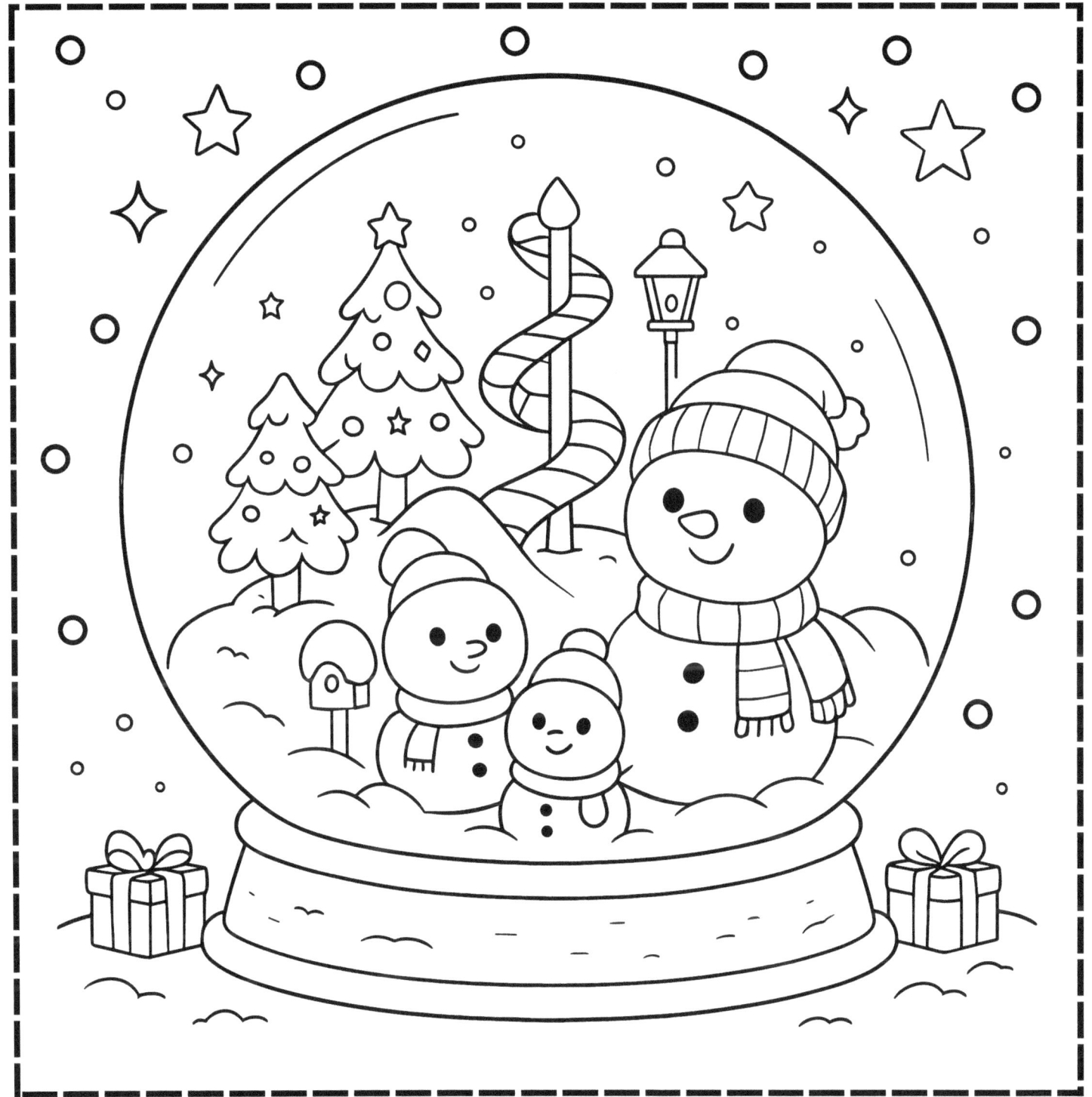

Parfois, la paix tient dans une toute petite maison.

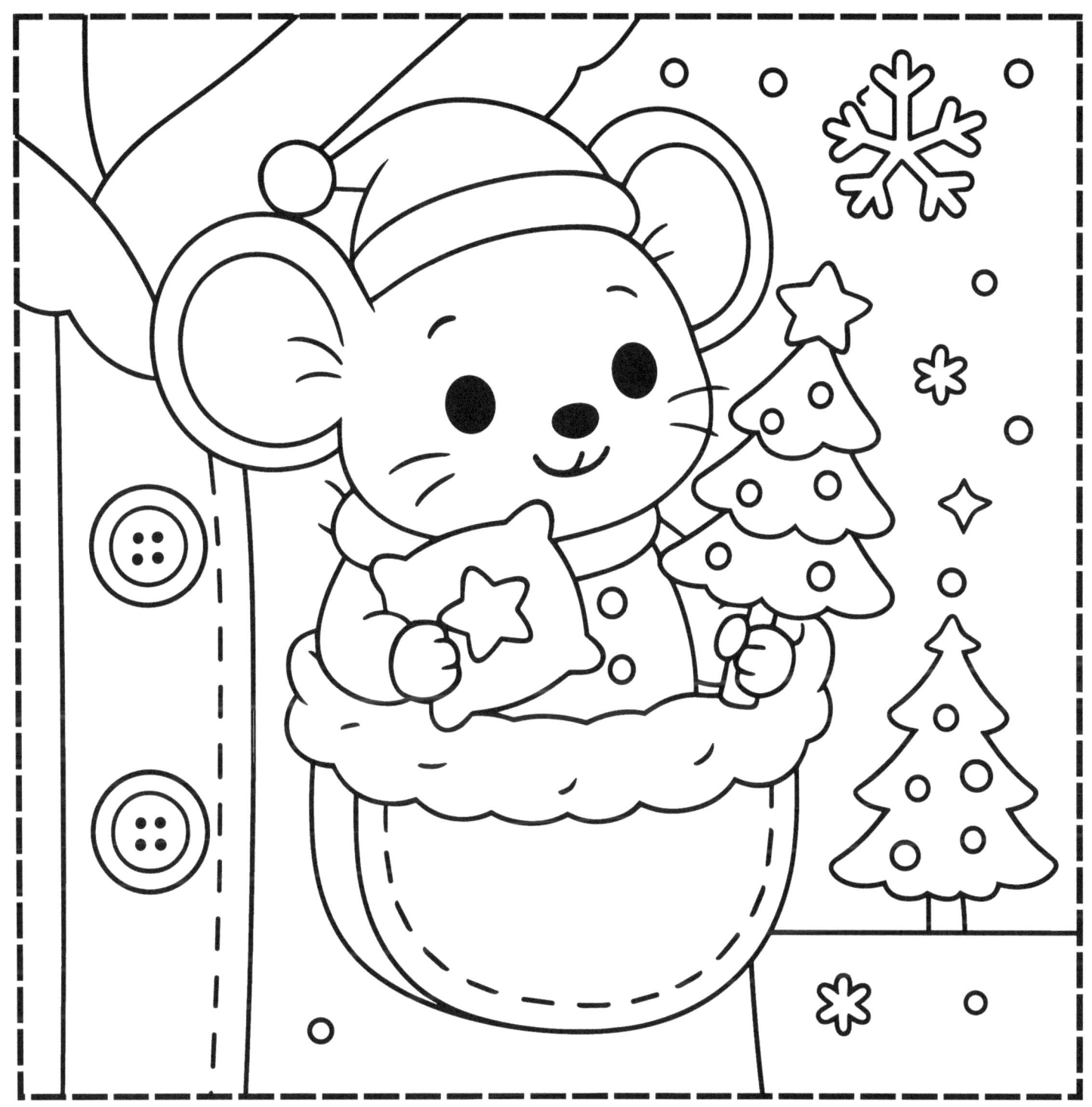

La joie se cache dans les petites choses.

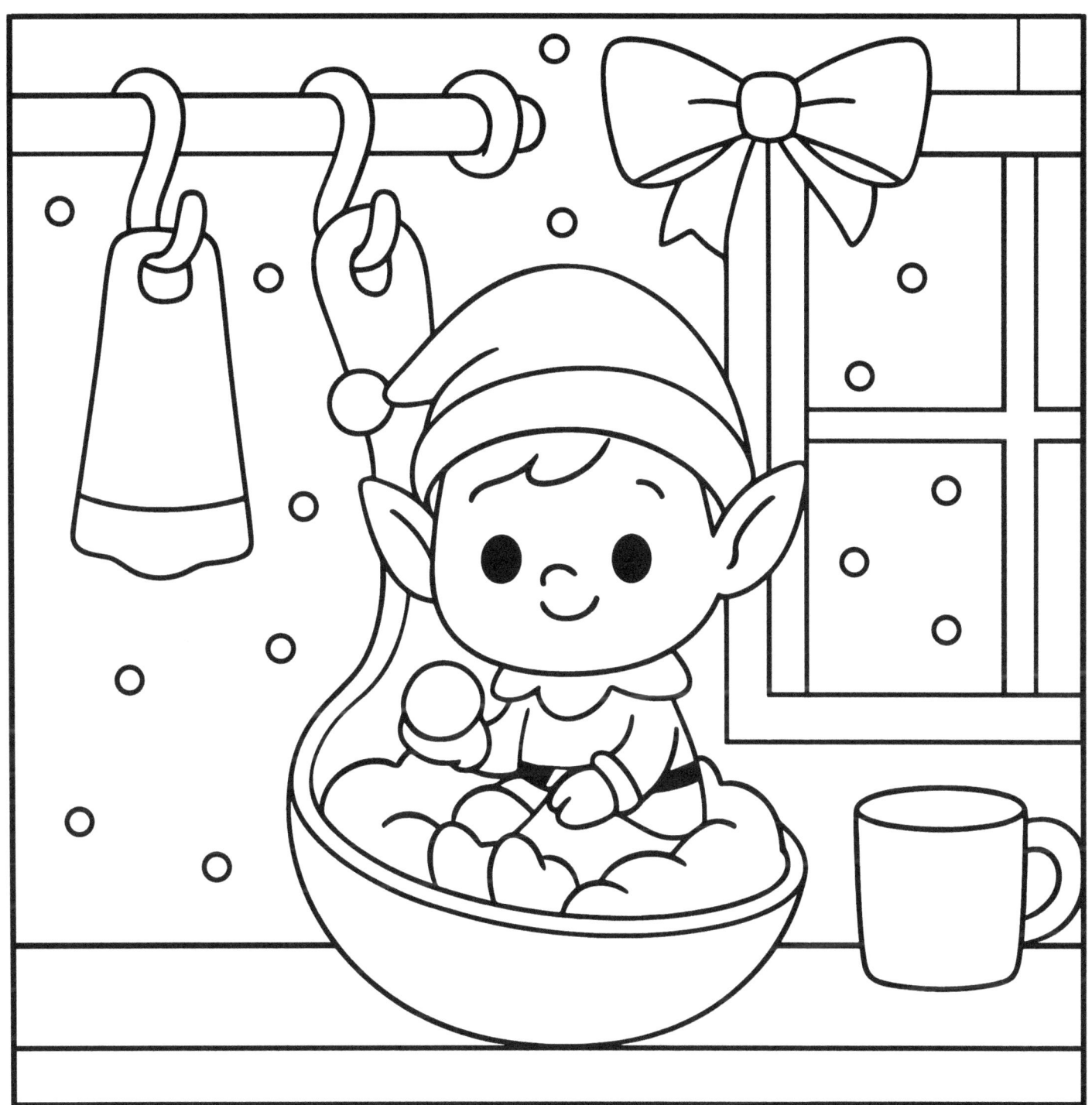

Une petite maison peut être tout un univers.

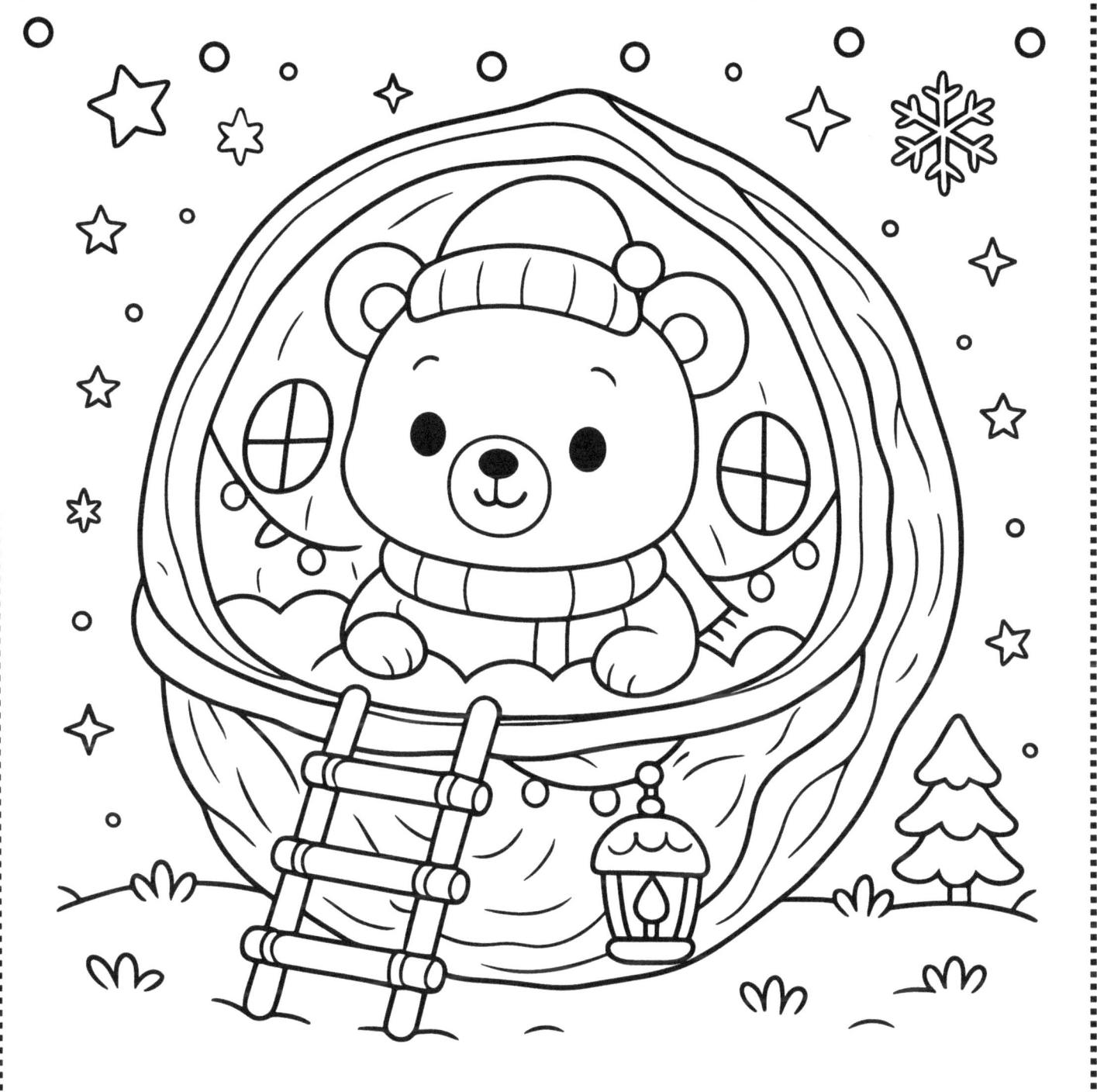

Dans un petit coin, on trouve beaucoup de chaleur.

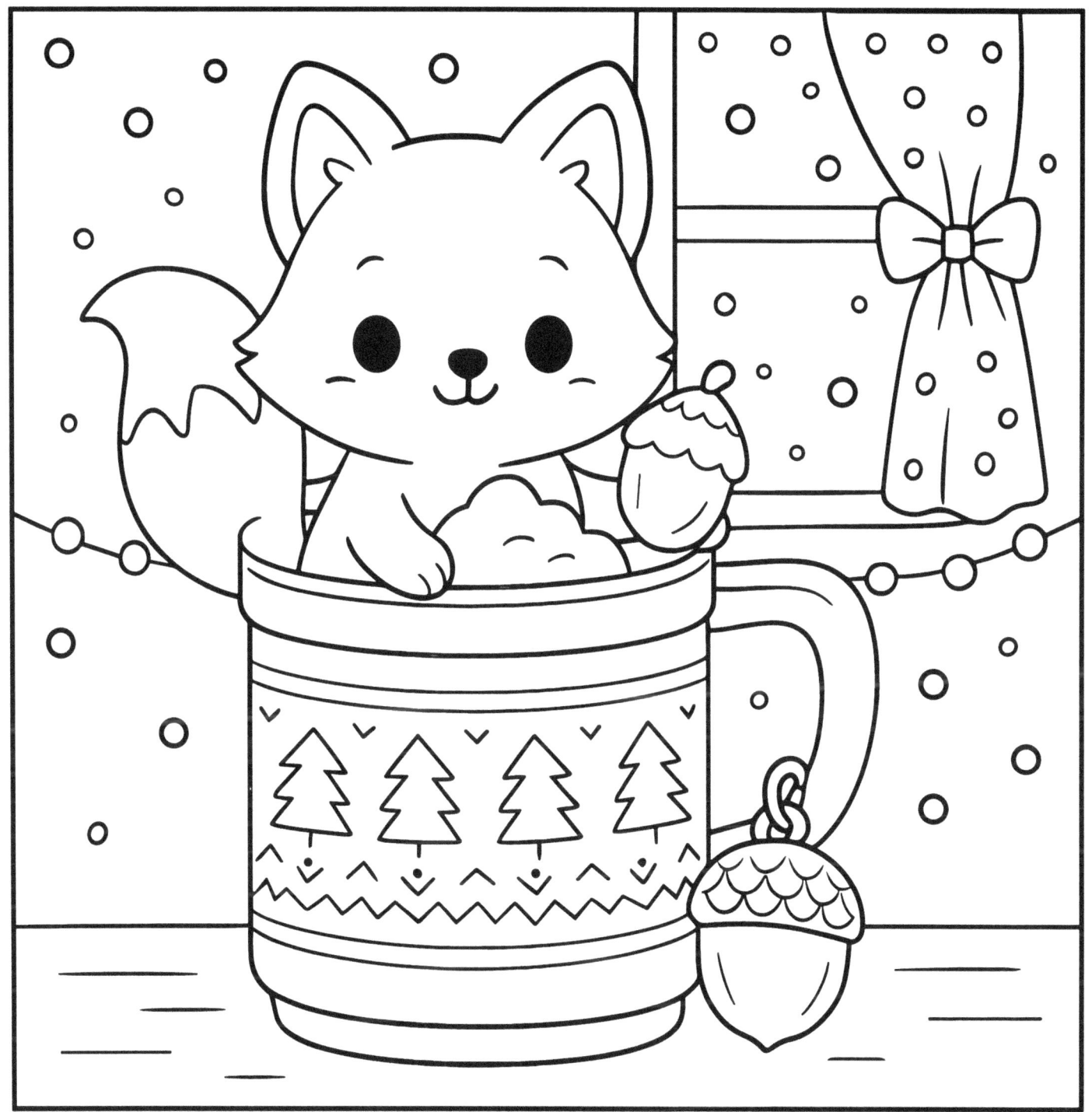

Le bonheur réside dans les gestes simples.

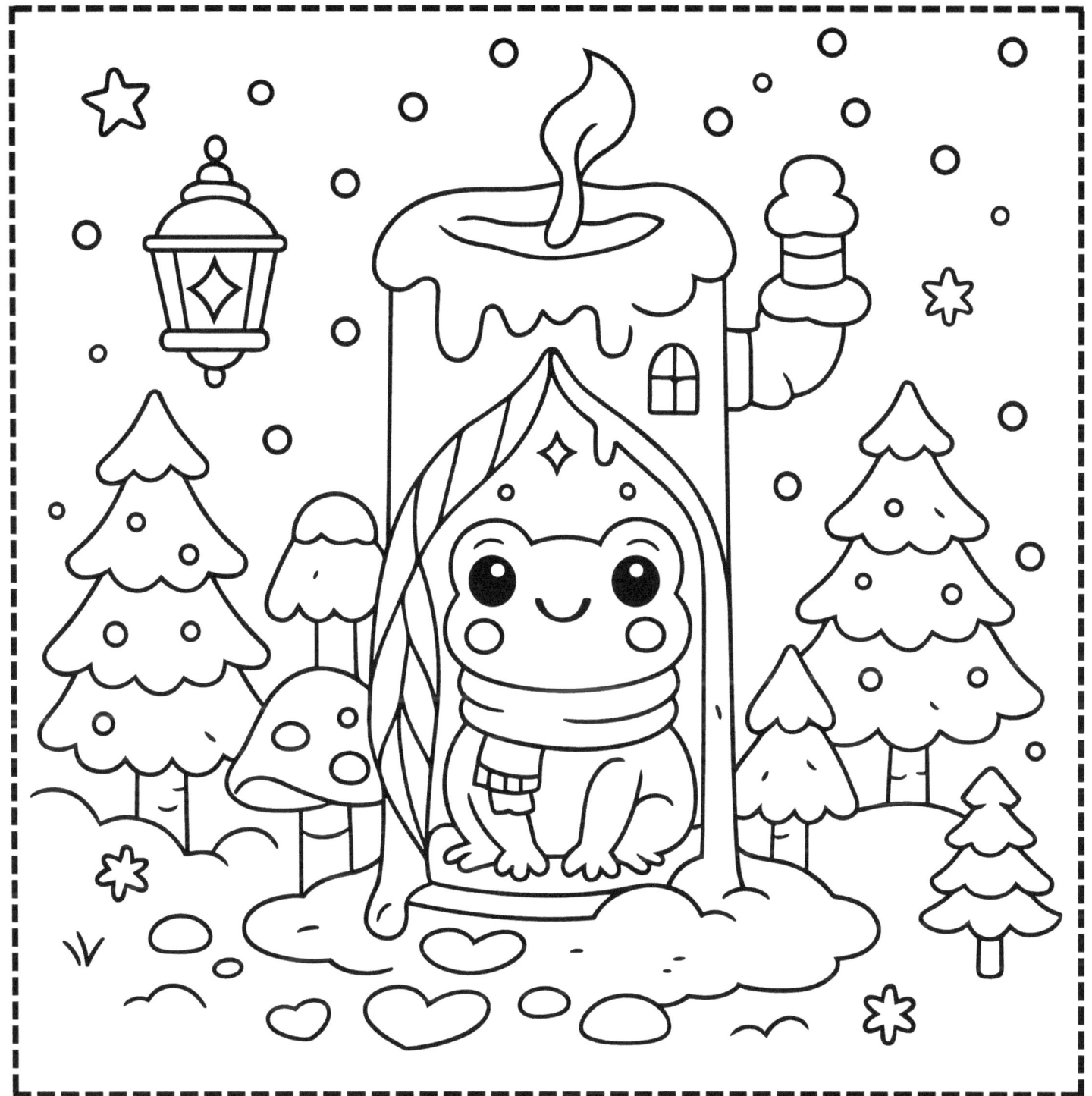

Petit ne veut pas dire insignifiant.

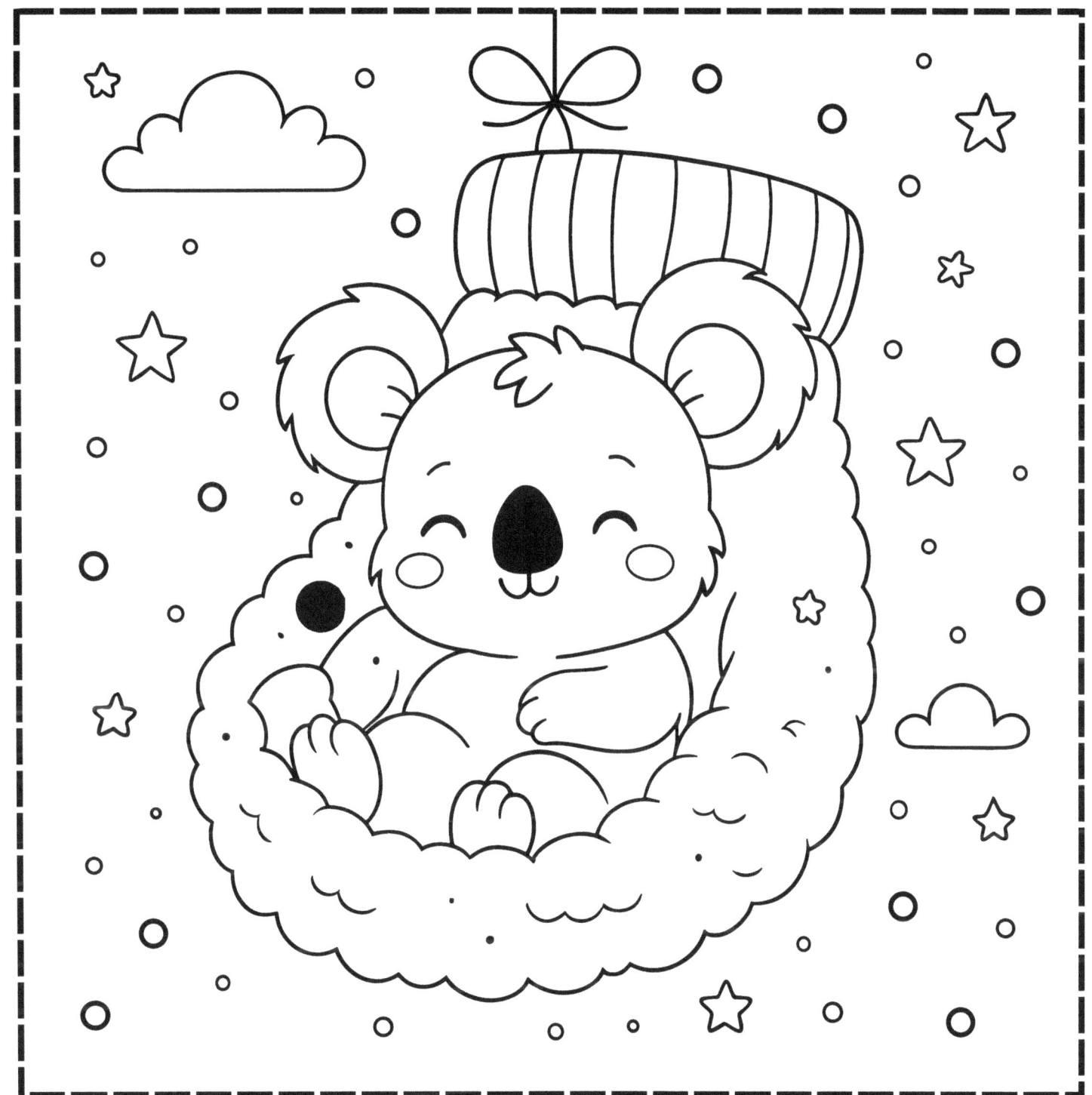

Chaque petite maison a son propre rêve.

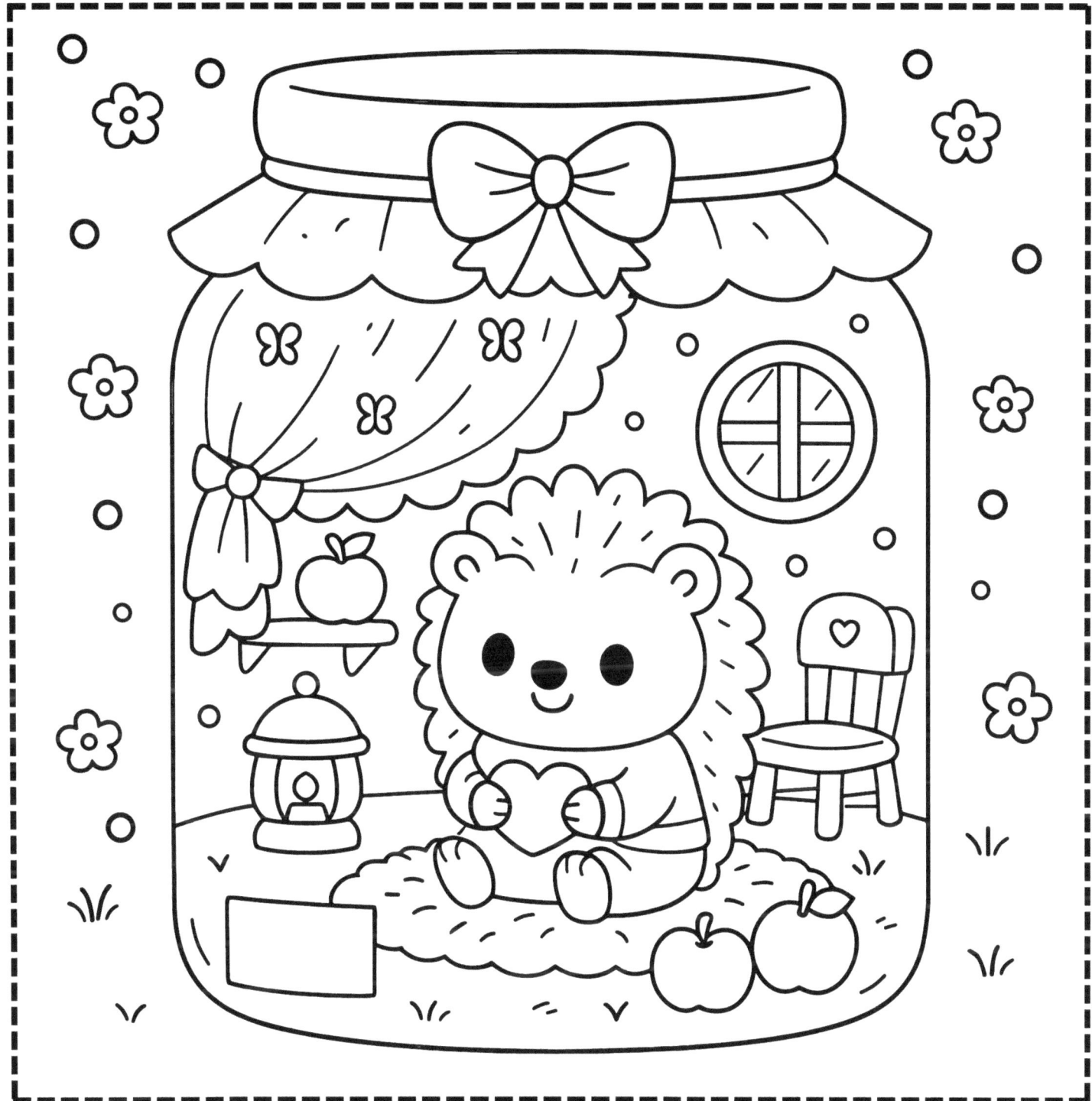

Quand on est petit, tout semble magique.

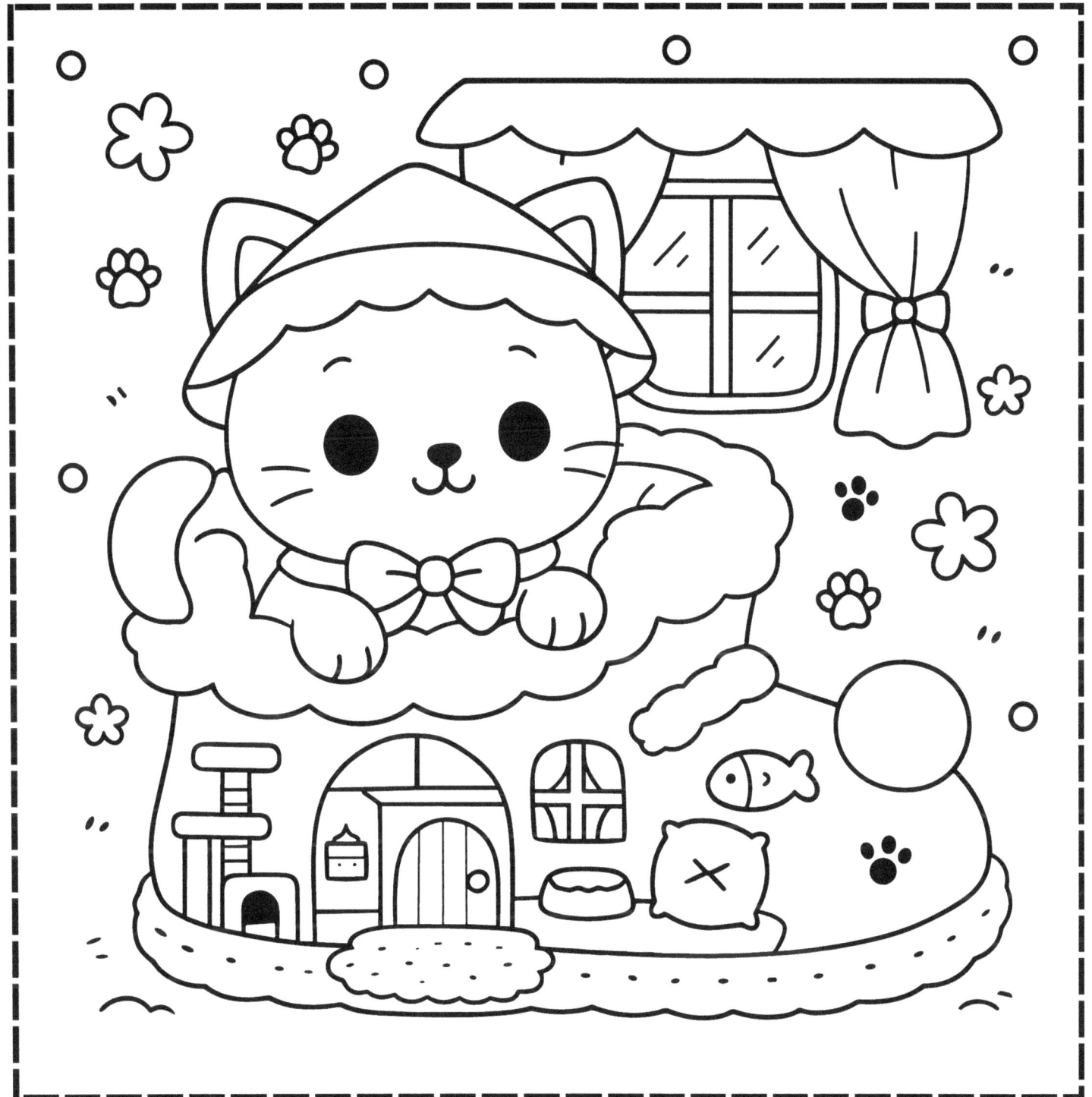

Les petites maisons abritent les souvenirs les plus précieux.

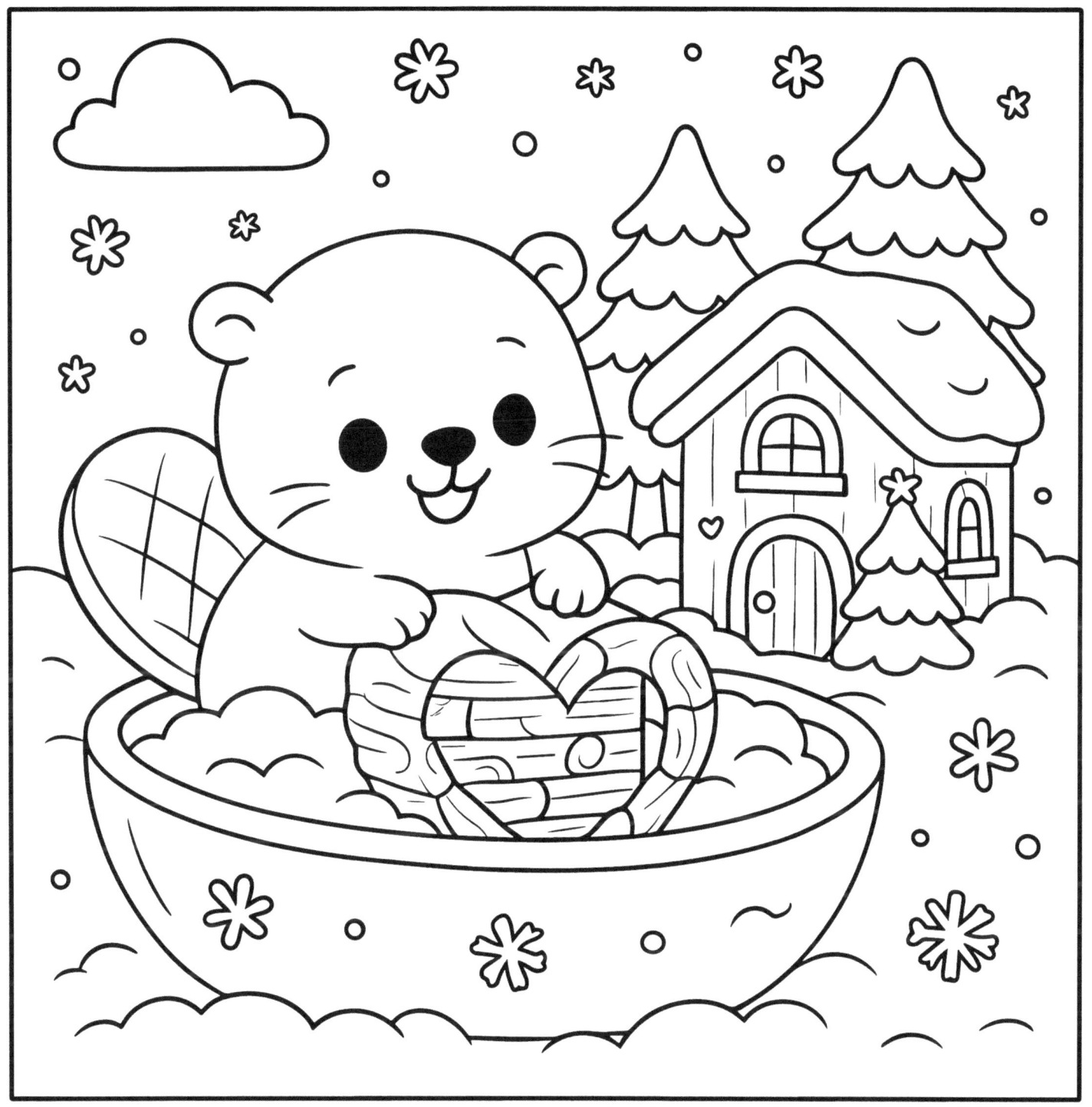

La magie de l'hiver s'infiltre même par la plus petite porte.

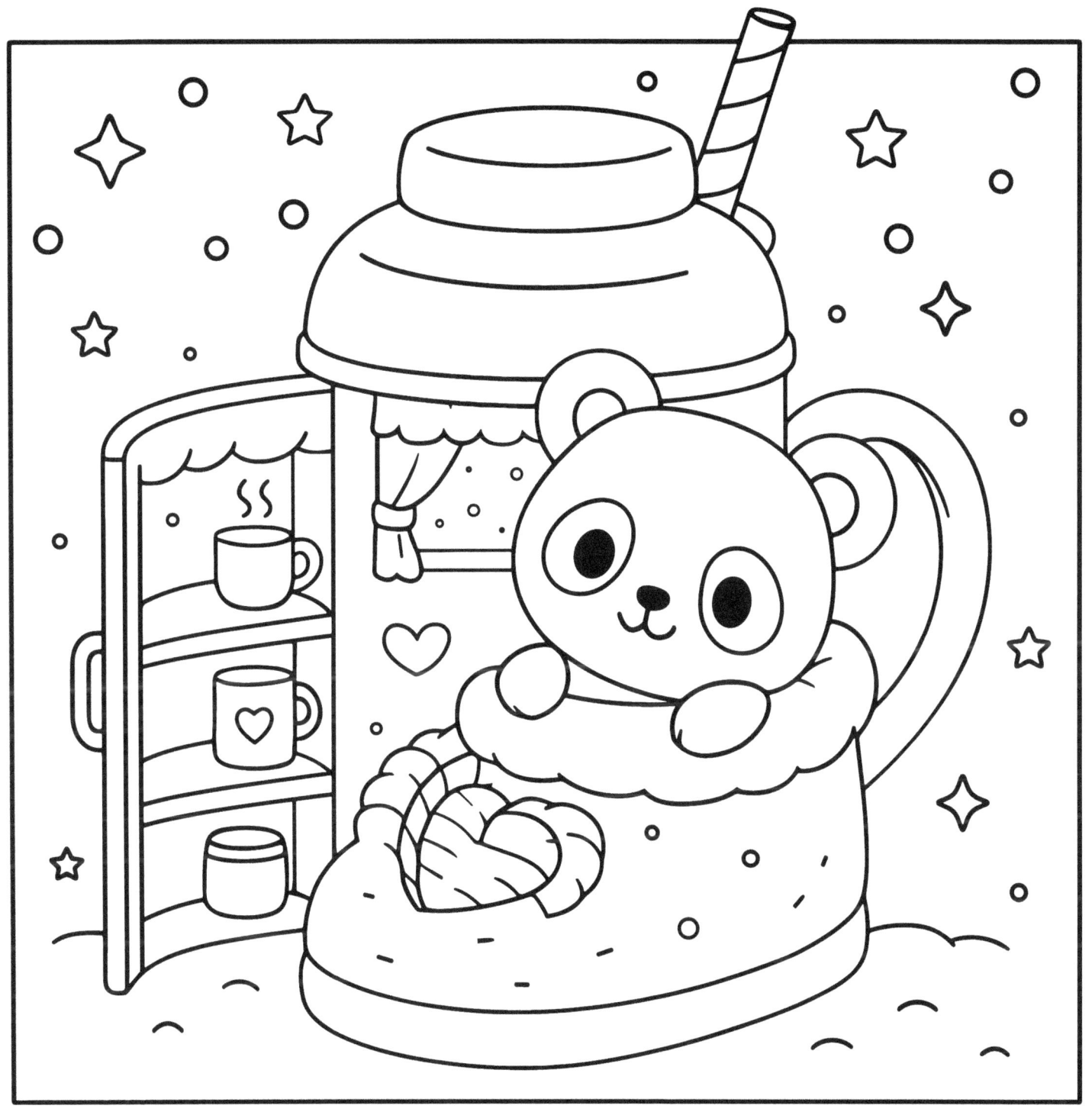

Une petite maison peut vous donner l'impression d'être grand.

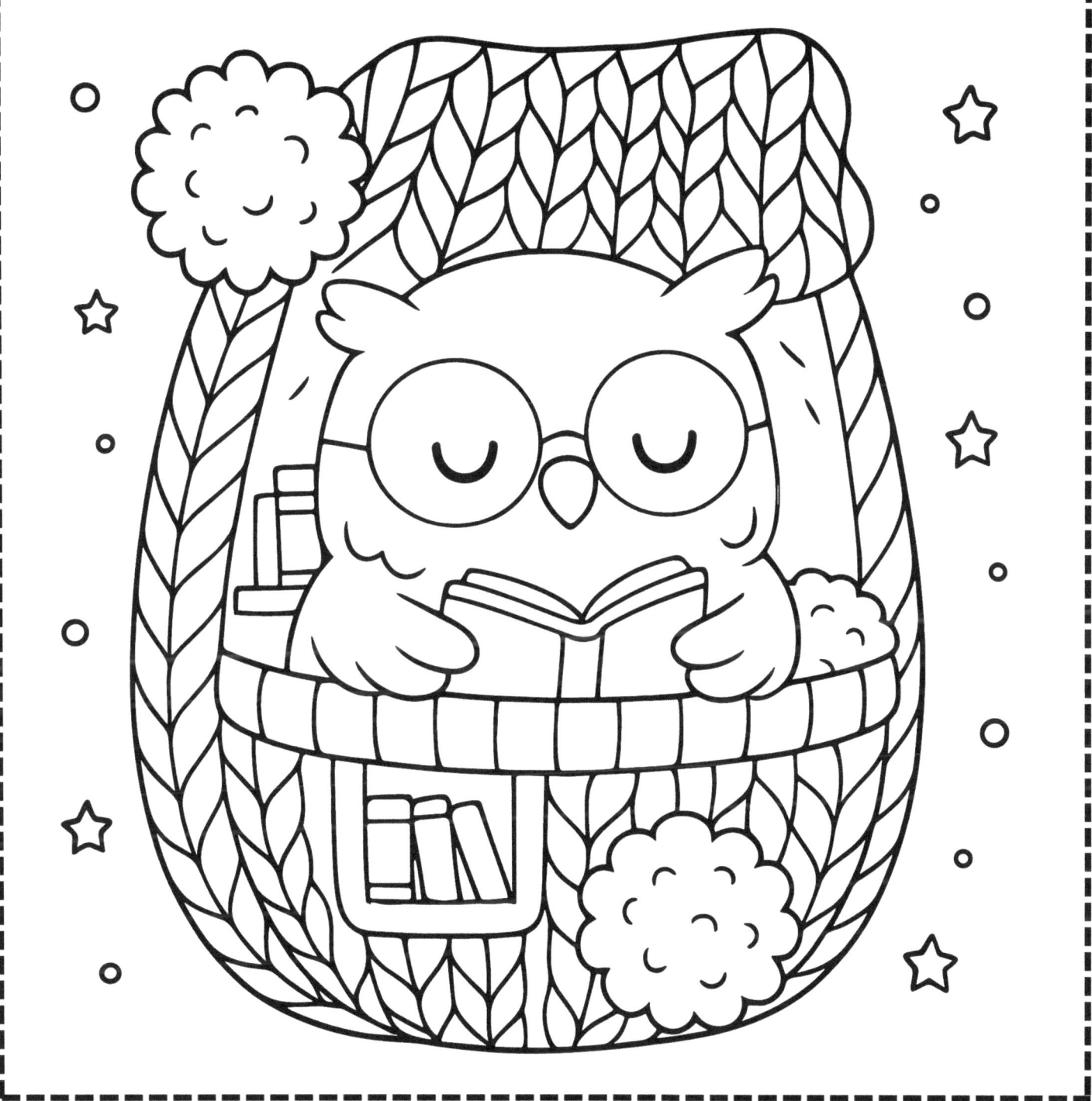

Dans un petit abri, on trouve beaucoup de paix.

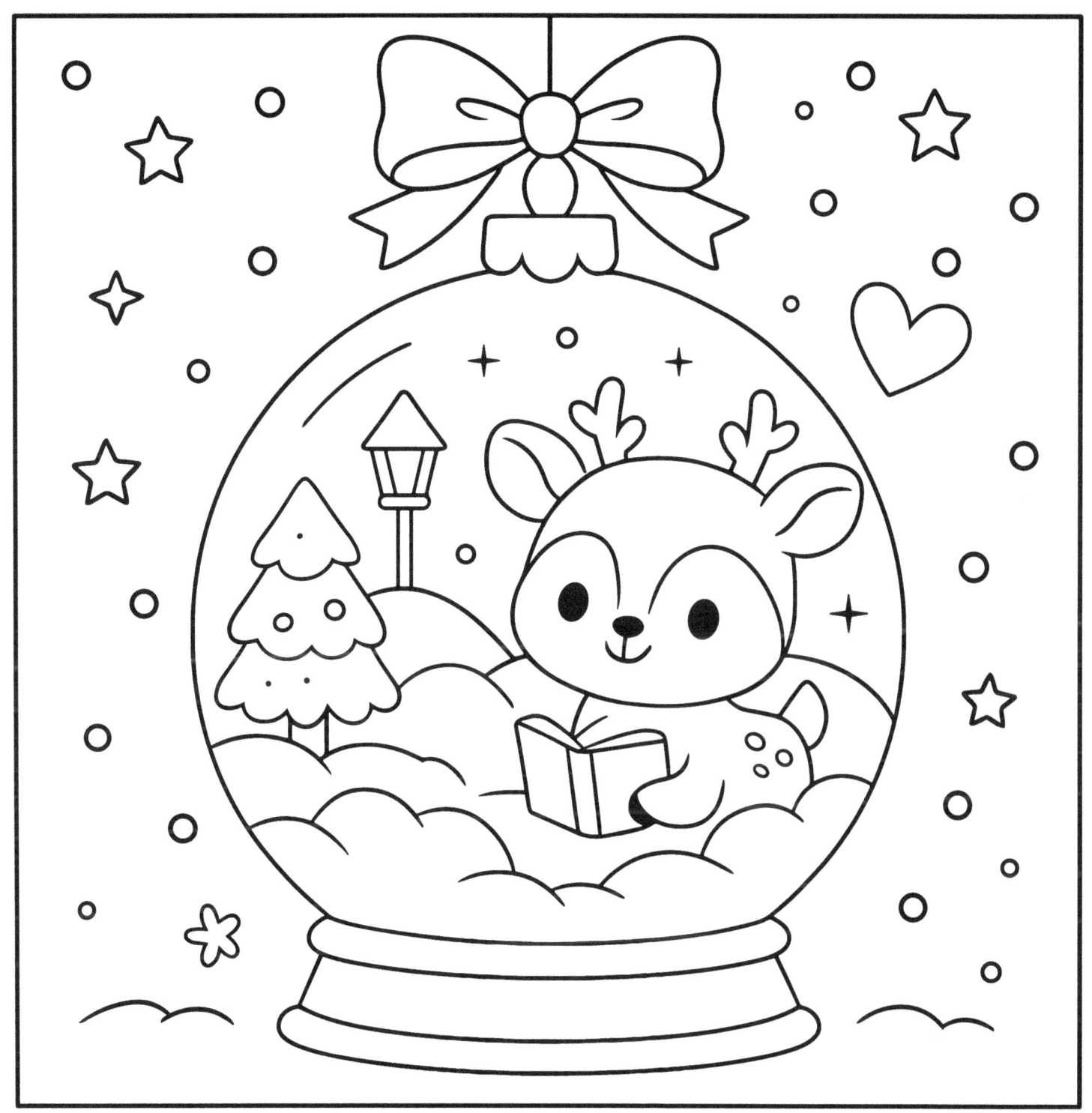

N'importe quel lieu devient un foyer lorsqu'il est empli de bienveillance.

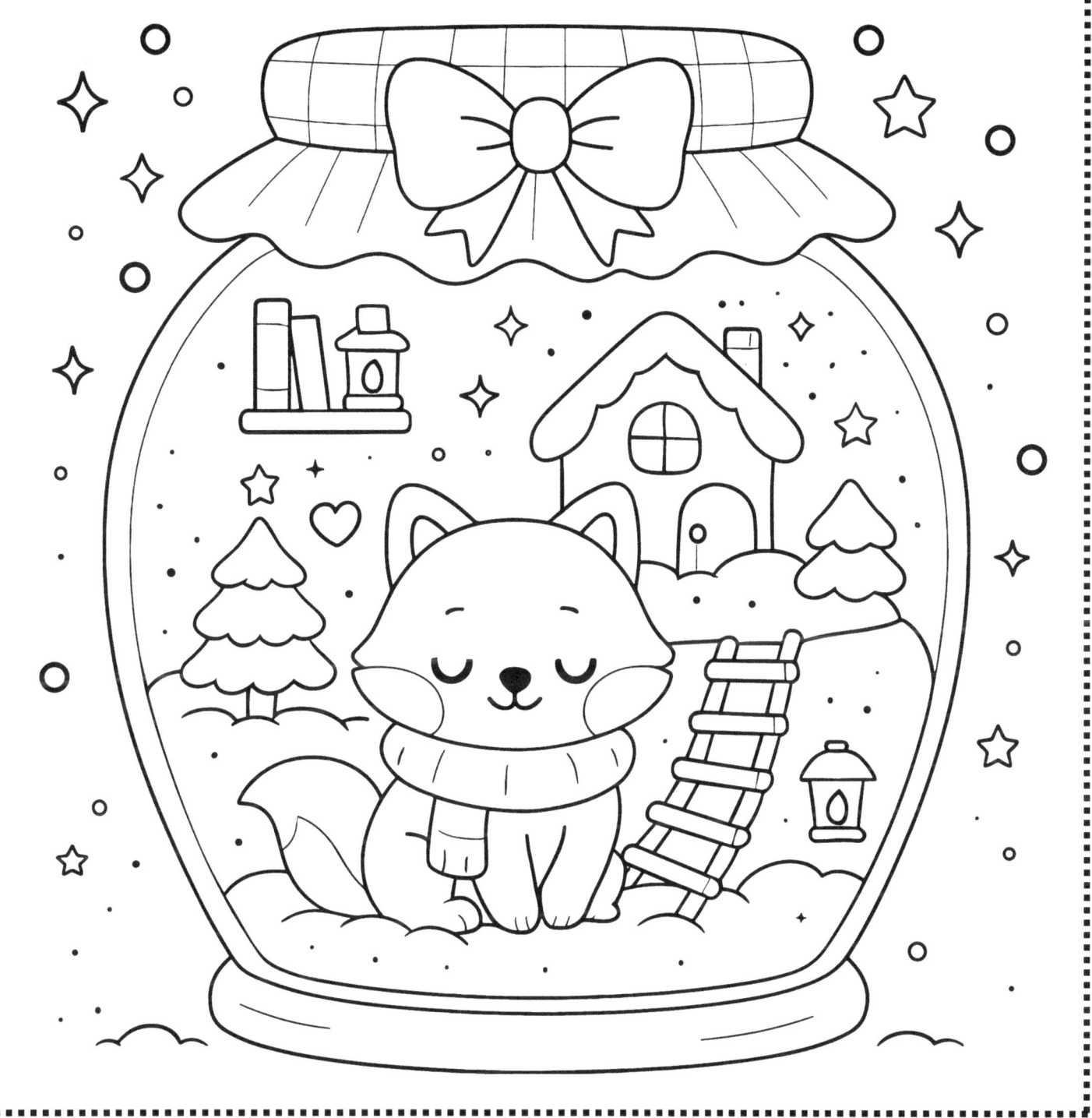

Parfois, c'est dans les plus petits endroits que se trouvent les plus grands sourires.

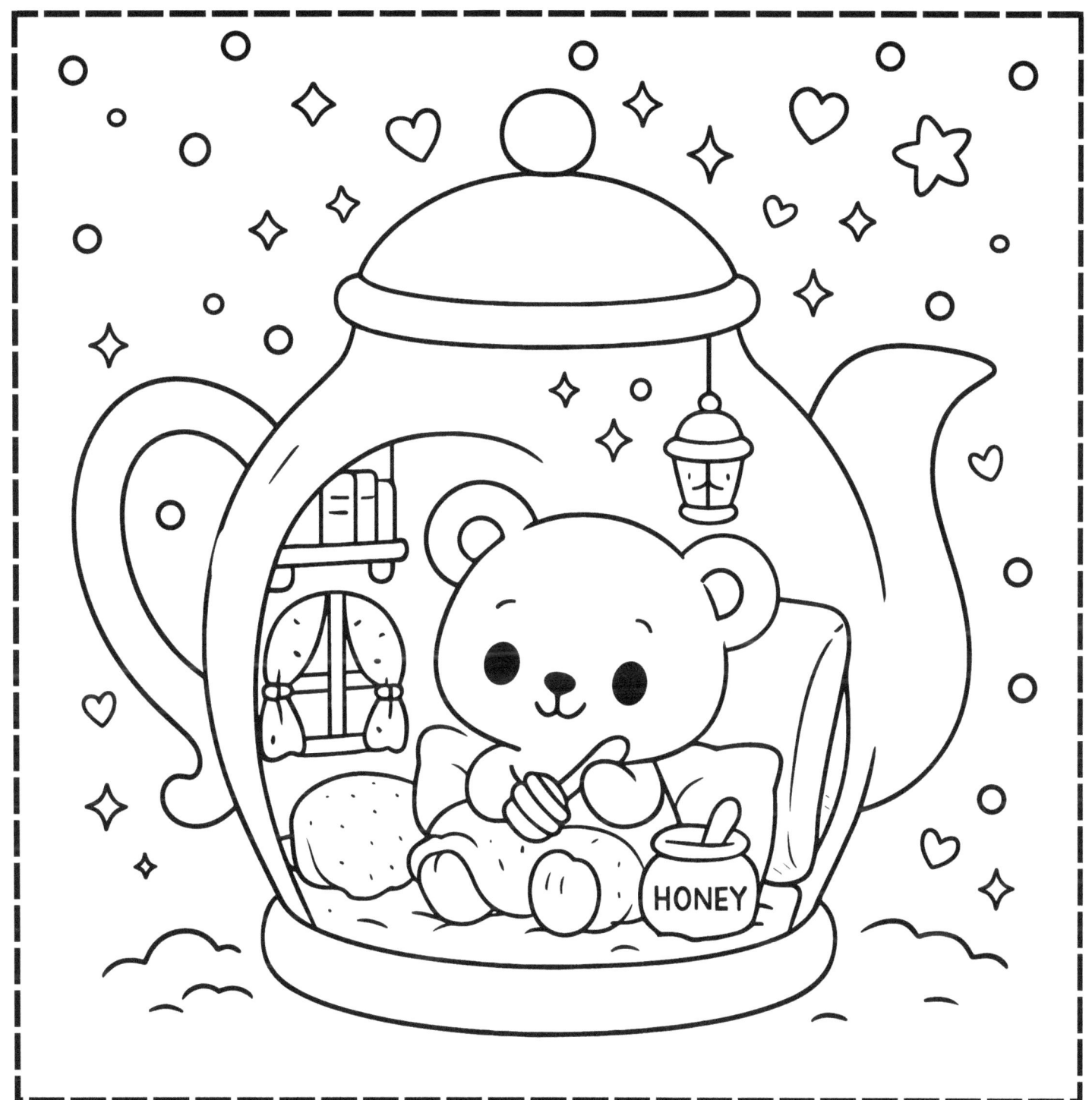

Les petits mondes nous apprennent de grandes leçons.

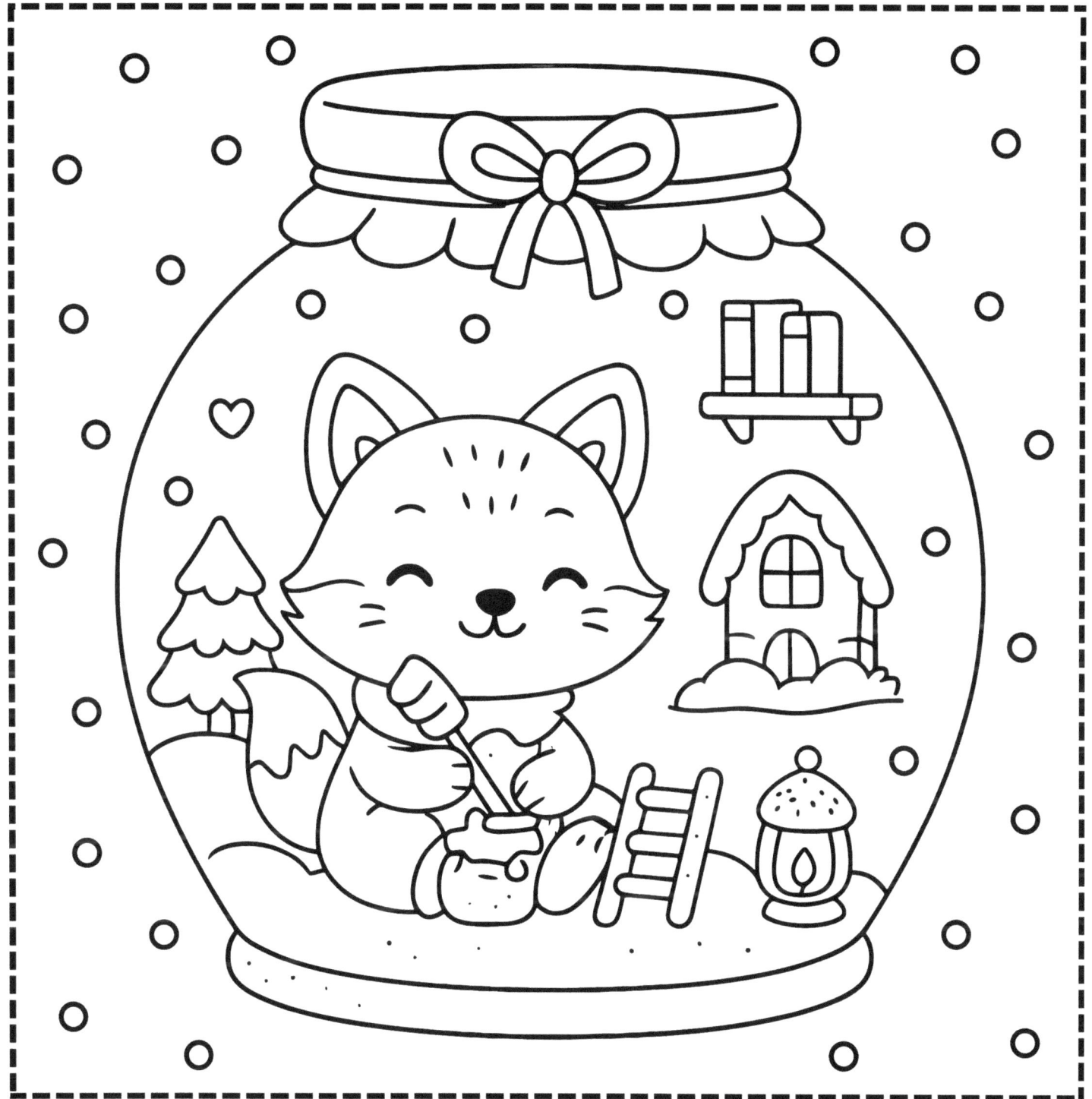

Une petite maison peut abriter un grand monde.

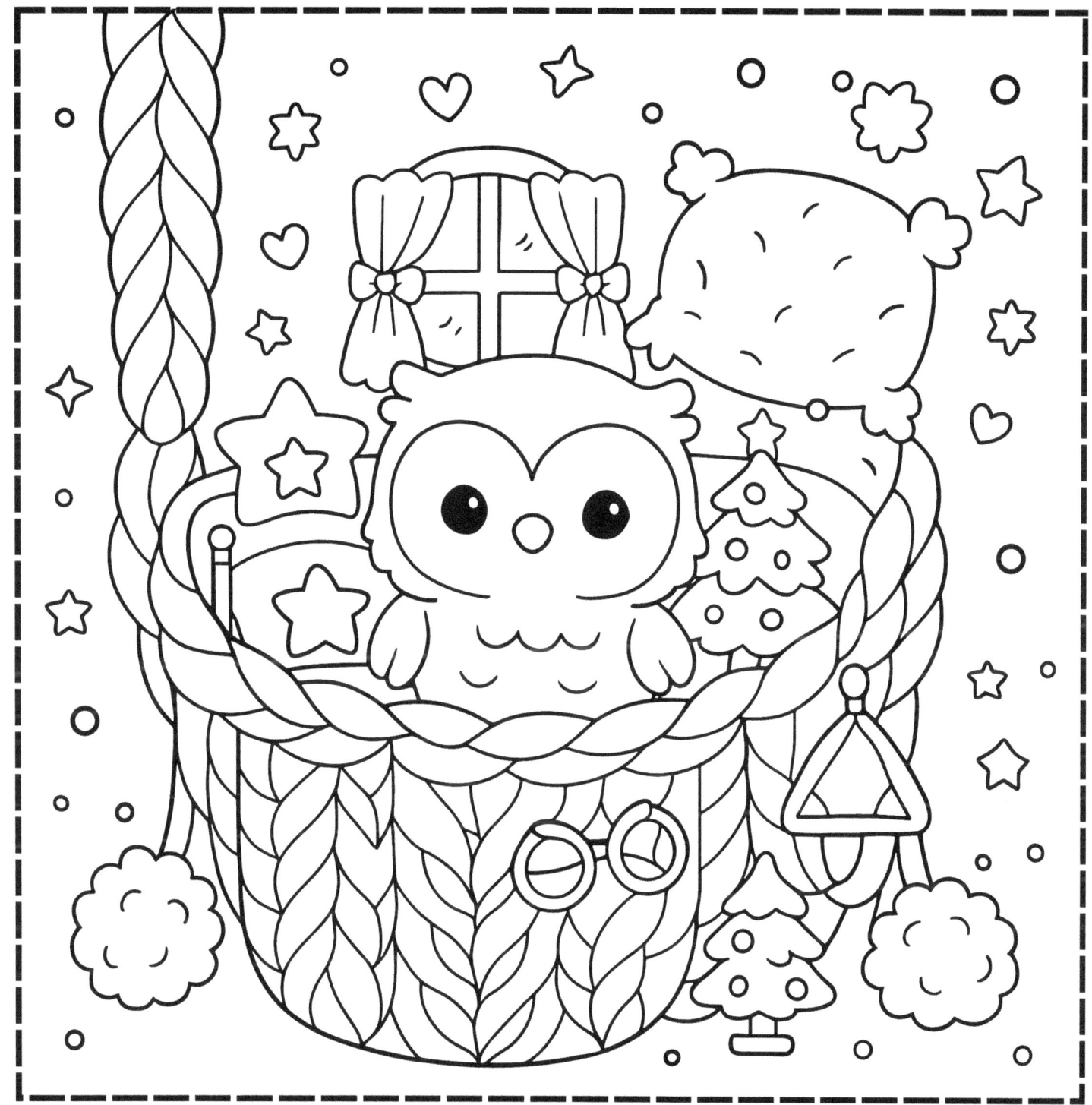

Dans les petites maisons, le temps s'écoule plus doucement.

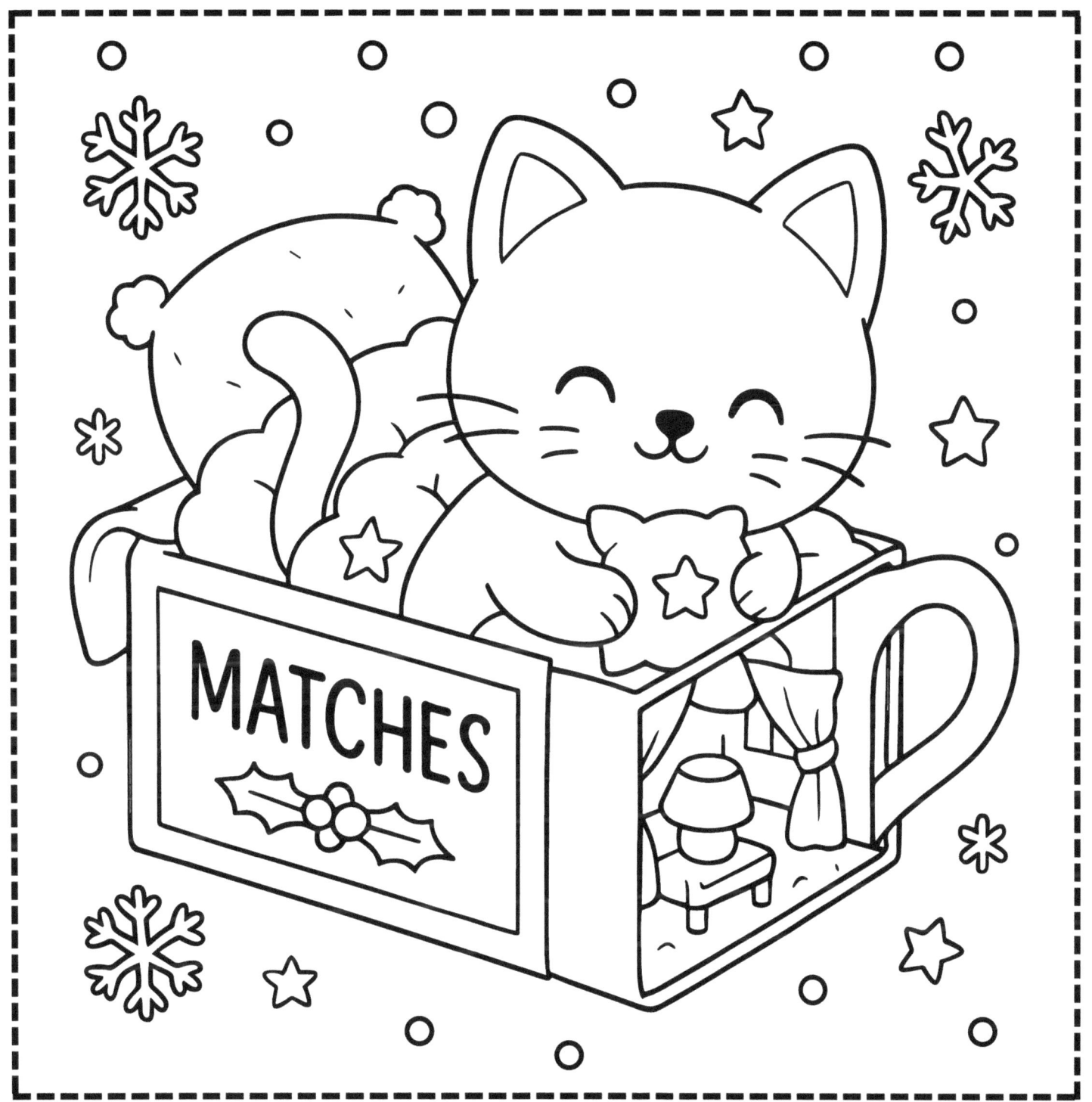

Chaque petit refuge recèle un secret.

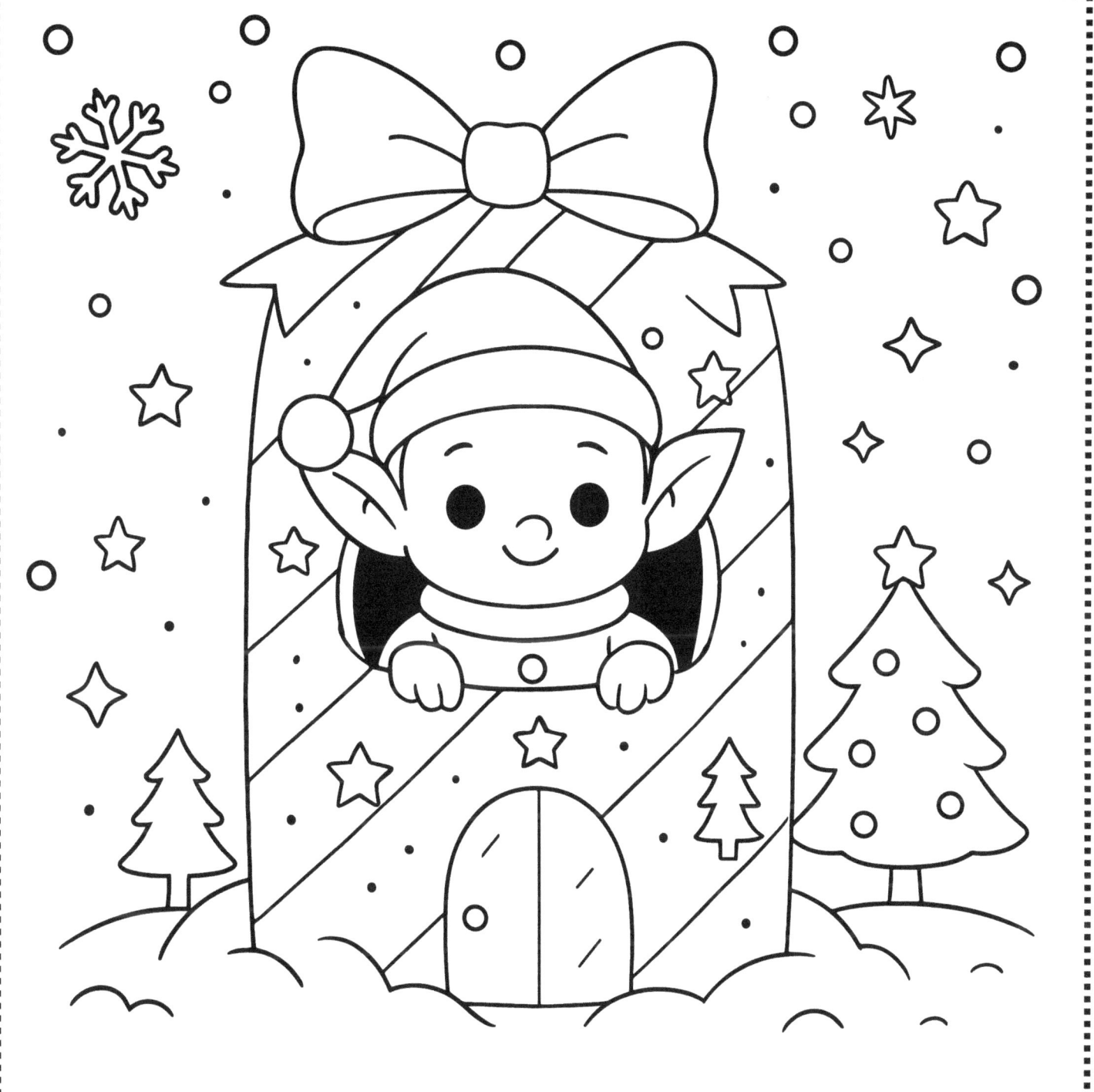

Le petit univers est composé de lumière et de chaleur.

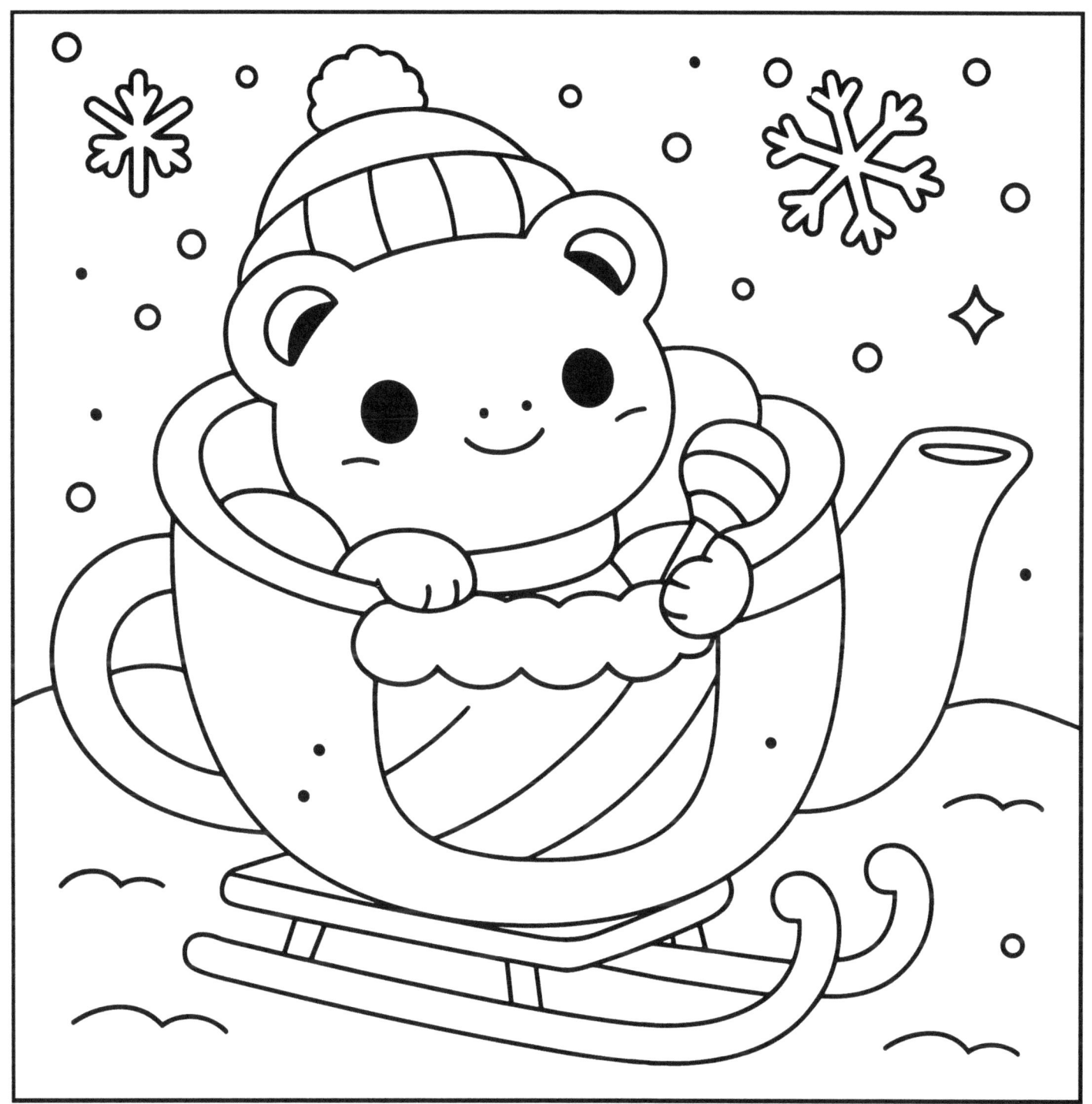

Vous trouvez la paix dans les petites maisons.

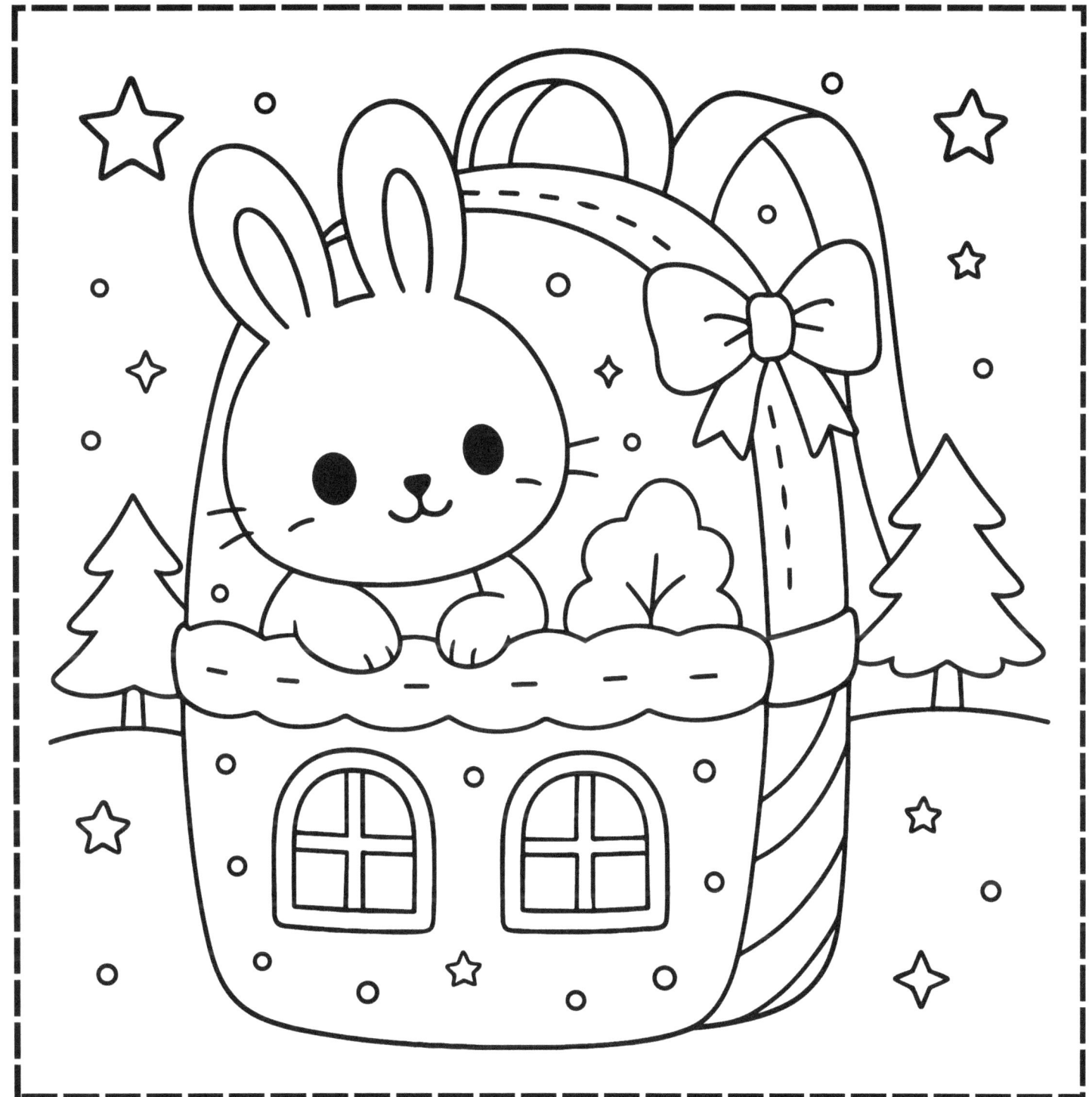

La magie réside souvent dans les petites choses.

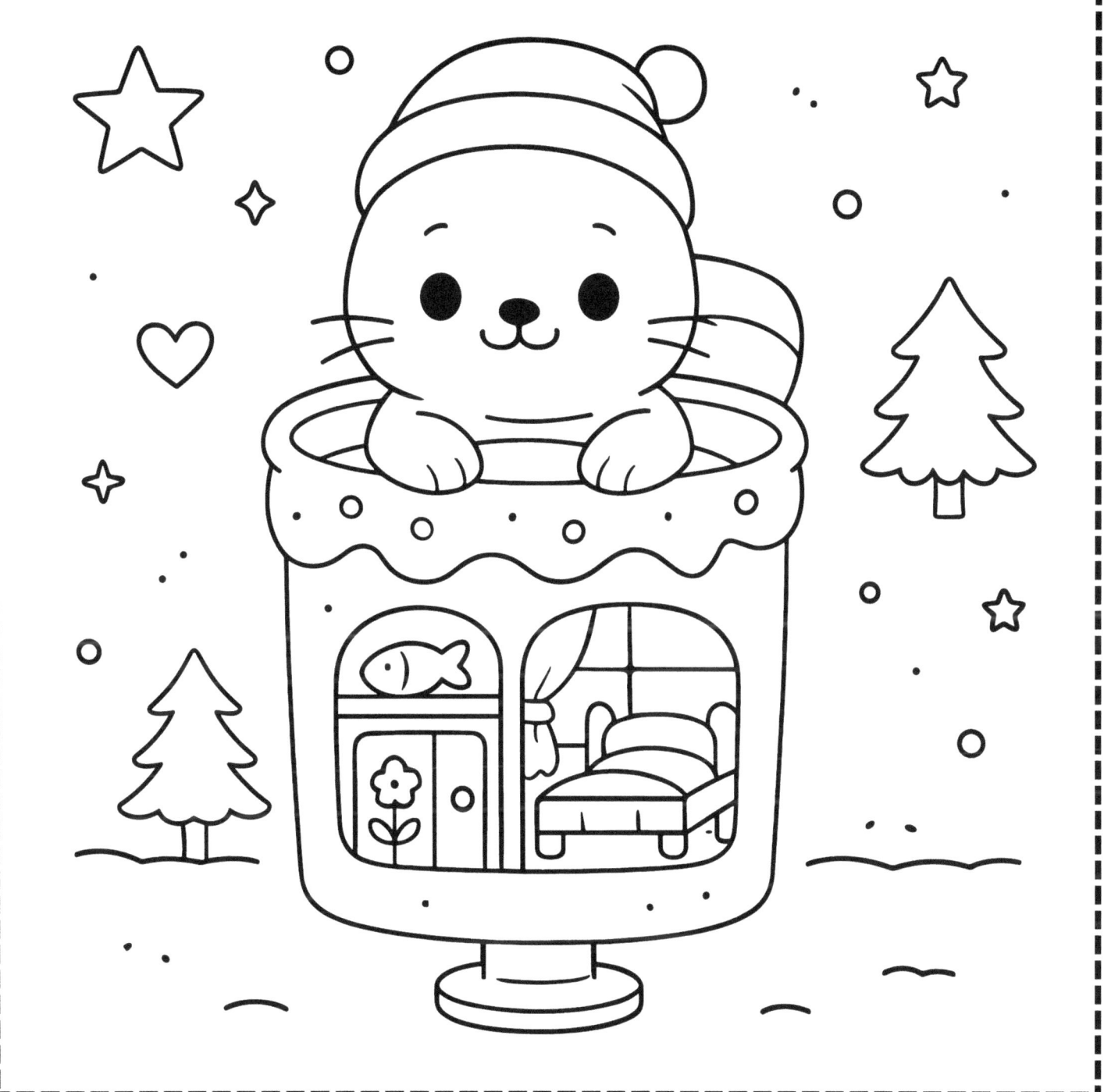

La simplicité embellit n'importe quelle maison.

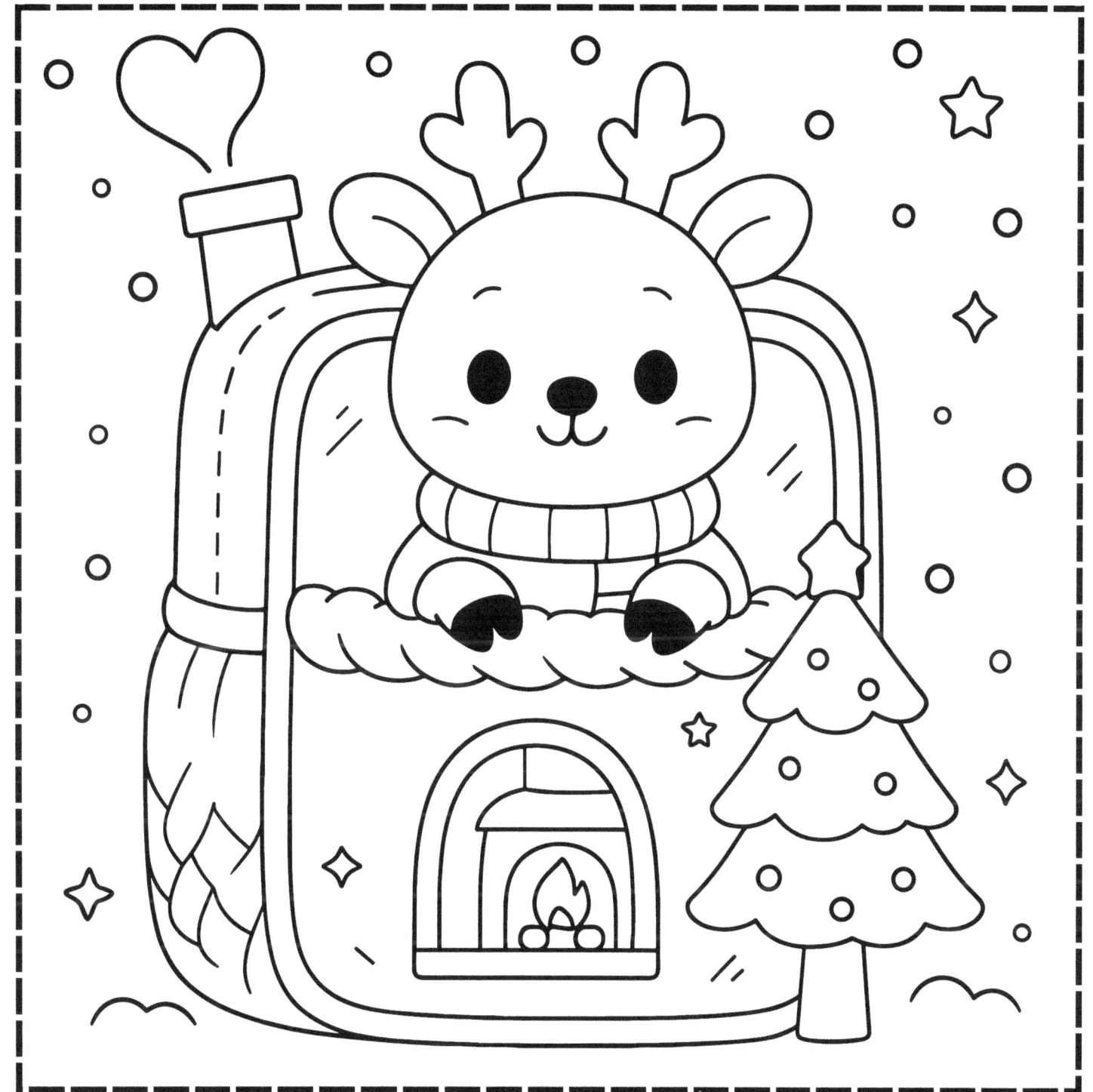

Les petites maisons apportent beaucoup de joie.

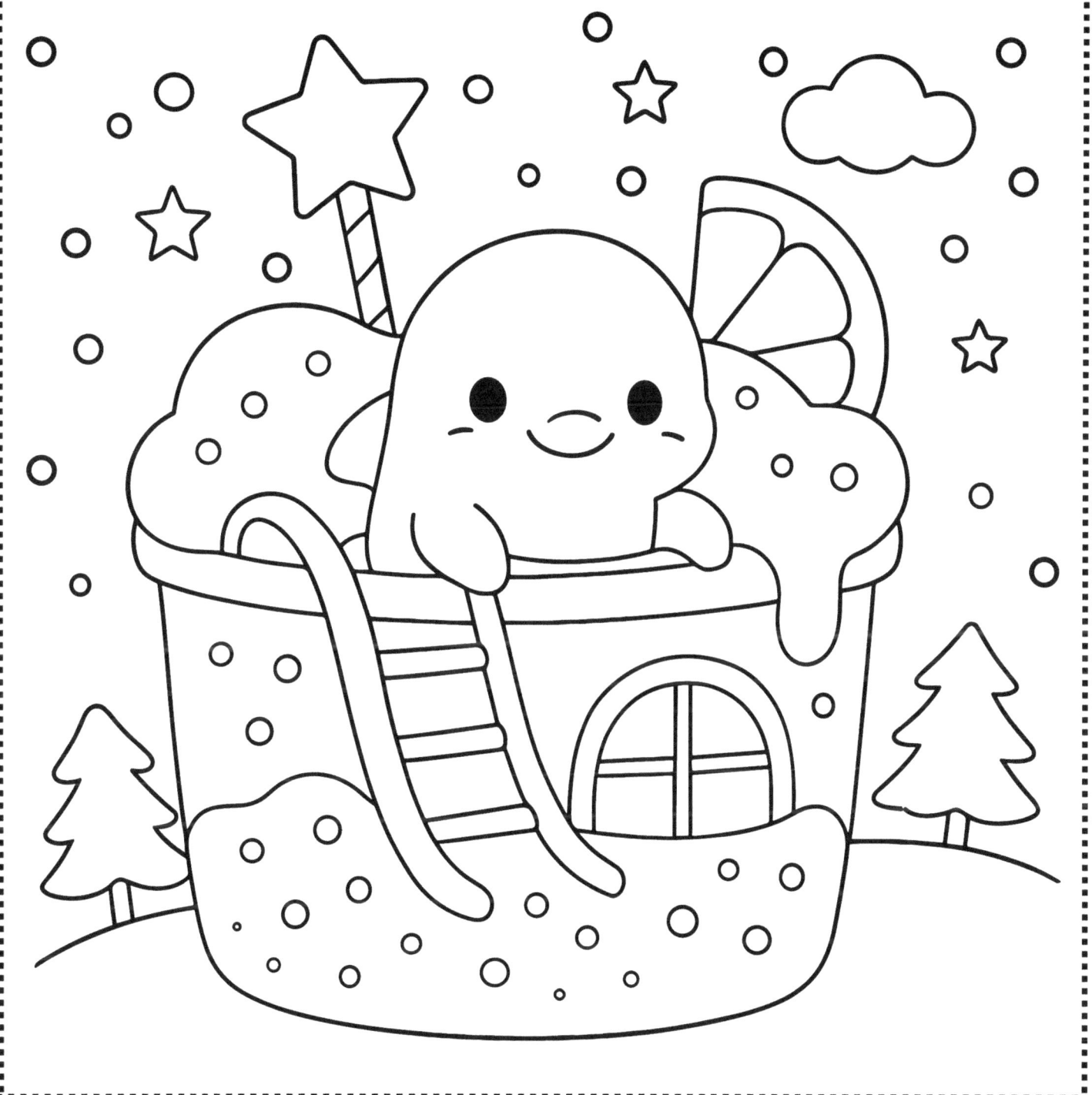

Dans les petites maisons, les rêves prennent forme.

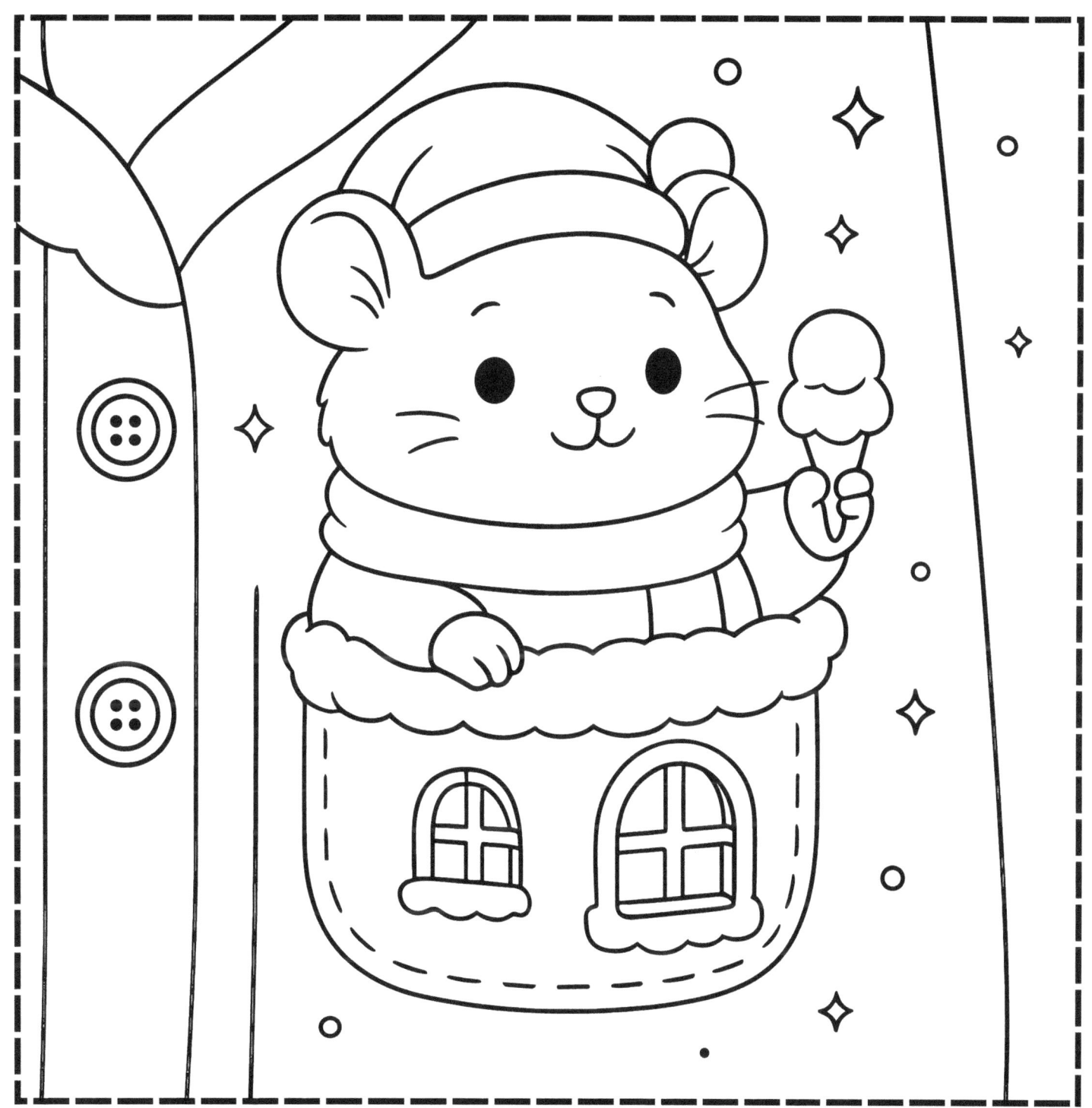

Une petite maison vous apprend à être créatif.

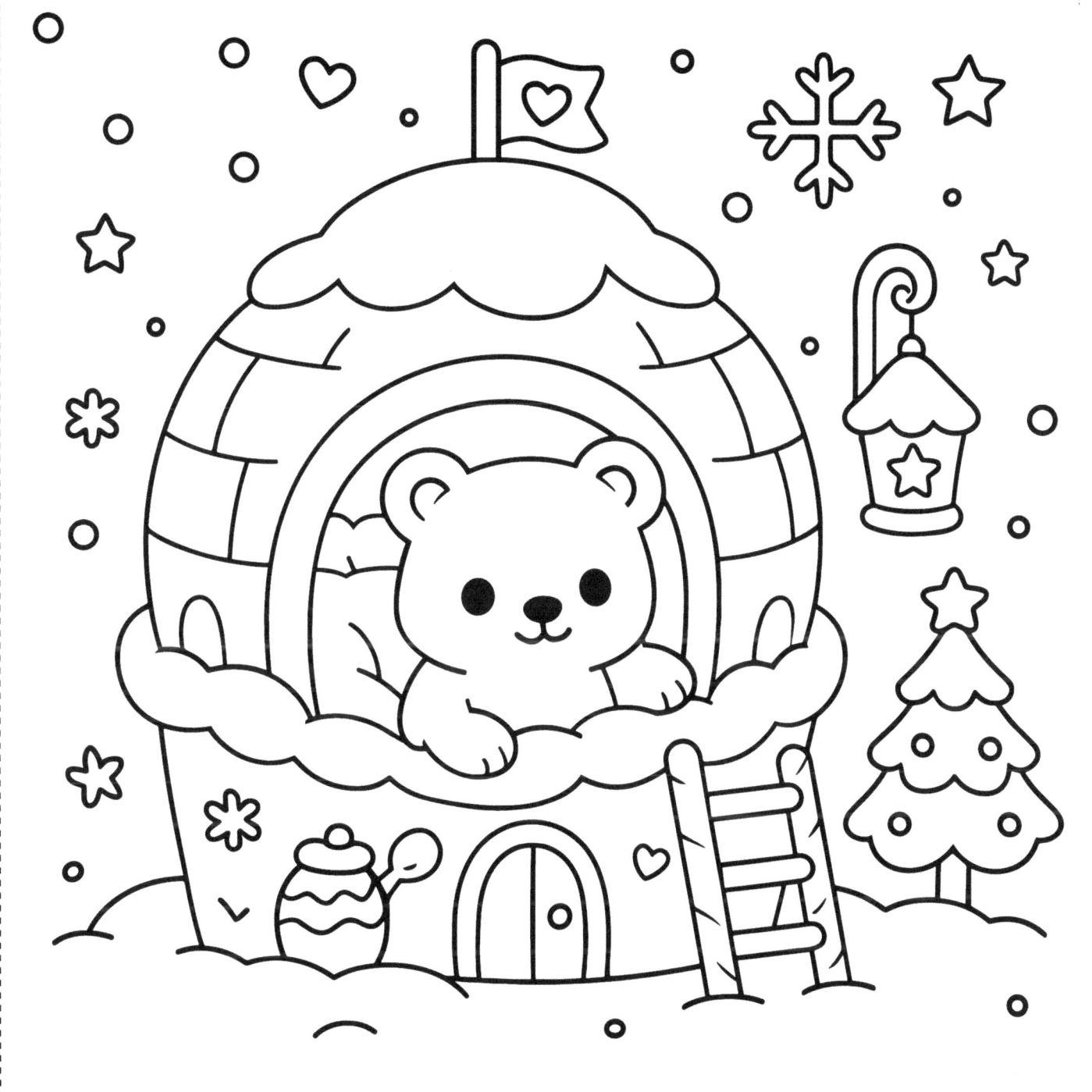

Dans une petite maison, les amis restent plus proches.

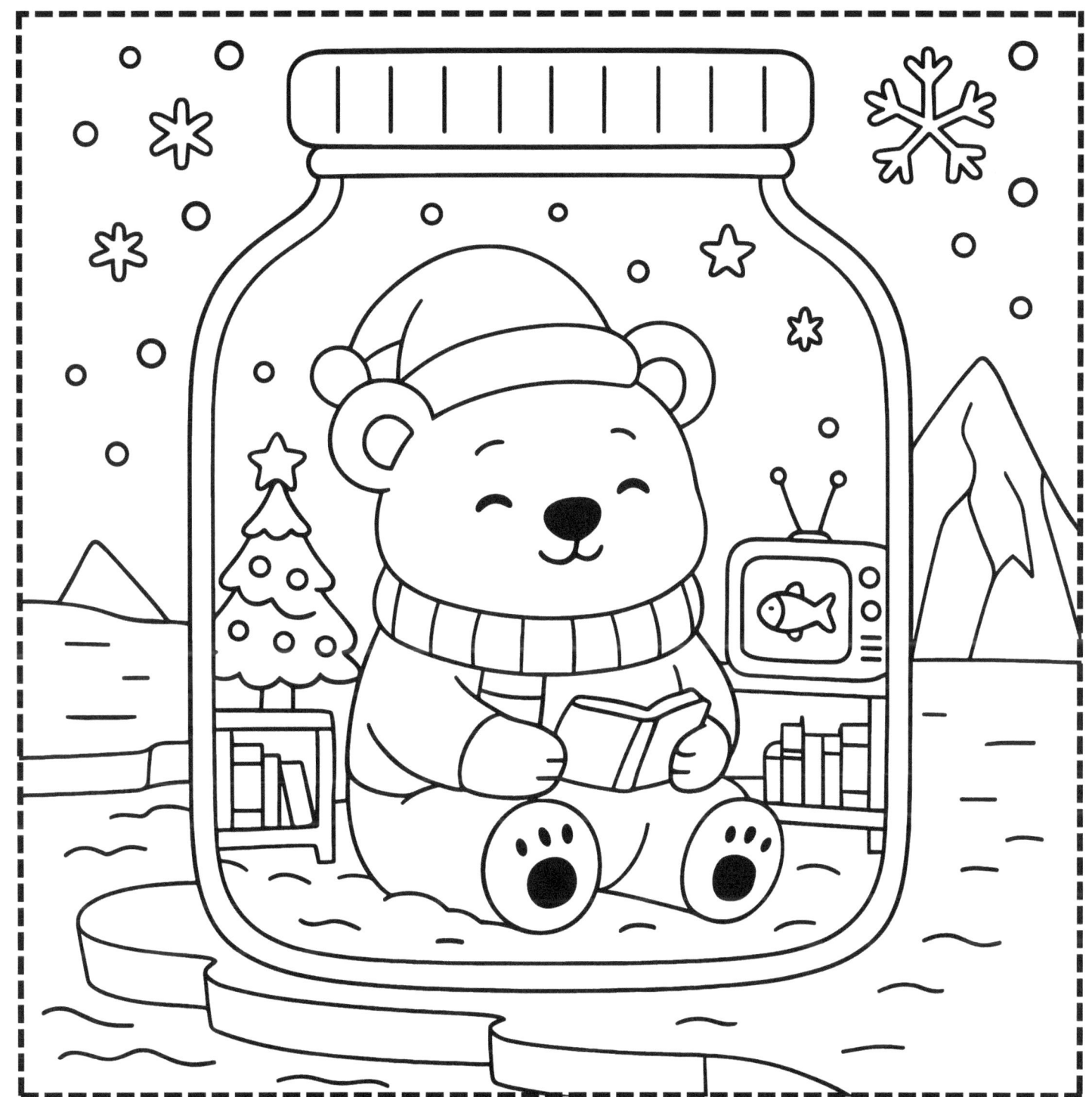

Une petite maison sait faire de la place pour un câlin.

www.ingramcontent.com/pod-product-compliance
Lightning Source LLC
LaVergne TN
LVHW070534070526
838199LV00075B/6777